MÉMOIRE

SUR LES MOYENS D'AMÉLIORER

LA SANTÉ PUBLIQUE,

DANS LE

DÉPARTEMENT D'INDRE ET LOIRE,

PAR M. ARCHAMBAULT-REVERDY.

La vie des hommes avant tout.

TOURS,

IMPRIMERIE DE MAME.

MÉMOIRE

SUR LES MOYENS D'AMÉLIORER

LA SANTÉ PUBLIQUE,

DANS LE

DÉPARTEMENT D'INDRE ET LOIRE,

PAR

L'ÉTABLISSEMENT D'HÔPITAUX ET D'HOSPICES EN RAPPORT DE SPÉCIALITÉ
AVEC LA NATURE DES BESOINS ET L'INSTITUTION D'UNE MÉDECINE
LÉGALE ET DE PURE BIENFAISANCE, PRÉSENTÉ AU CONSEIL
GÉNÉRAL DE CE DÉPARTEMENT DANS SA SESSION DE 1837,

PAR M. ARCHAMBAULT-REVERDY,

DOCTEUR EN MÉDECINE, MEMBRE DE PLUSIEURS SOCIÉTÉS SAVANTES
ET ANCIEN MÉDECIN MILITAIRE.

———————

MESSIEURS,

En appelant aujourd'hui votre attention sur le plus grave
des sujets, sur la santé publique, j'ai l'espoir de la fixer
un instant ; car vous savez fort bien que la situation politique d'un peuple, le développement de son intelligence,
ses progrès dans les sciences comme dans les arts, dépen-
dent presque toujours de l'aptitude vitale qu'on a su lui
donner à l'avance, et qu'on a l'art de lui conserver ensuite
au milieu des orages de la vie.

Améliorer la santé publique est donc la première des obligations qu'ait à remplir tout gouvernement qui veut perfectionner réellement l'état social des hommes, dont il fait les destinées.

En jetant un coup-d'œil attentif sur les importants travaux qui ont déjà couronné vos sessions précédentes, et tout en leur donnant le tribut d'éloges qu'ils méritent, on voit avec douleur, cependant, que les intérêts de la vie y sont trop souvent oubliés! Sans doute que la marche de plus en plus expansive de notre industrie, le développement progressif de notre agriculture, et le perfectionnement indéfini de notre instruction primaire sont des sujets bien dignes d'occuper vos moments; mais la santé publique si gravement compromise par les vices incessants du régime hospitalier et de bienfaisance encore en vigueur parmi nous, et dont le désaccord flagrant avec la diversité de nos besoins, offre à tous les yeux le plus affligeant des contrastes, ne mérite-t-elle donc pas aussi bien qu'eux la faveur de les employer?

Vos constants efforts tendent, on ne peut en douter, à placer notre belle province au premier rang des provinces civilisées. Eh bien! voulez-vous, Messieurs, nous faire devenir tout à coup tête de colonne dans ce grand mouvement de perfectibilité sociale, qui entraîne aujourd'hui tous les peuples vers une civilisation plus digne de leur intelligence, améliorez nos institutions sanitaires; ouvrez parmi nous des Asiles, où la vie soit toujours épurée avec l'art et retrempée à propos, où on offre constamment aux populations la facilité d'obtenir ou bien de conserver cette force machinale et cette aptitude intellectuelle dont elles ont besoin pour bien concevoir l'utilité de vos projets, et surtout pour les mettre à exécution. C'est en suivant cette marche vraiment philantropique que notre département deviendrait bientôt, sous votre impulsion vivifiante, un département modèle. Car, en adoptant le plan que nous vous proposons de suivre, non-seulement vous améliorerez nos institutions de bienfaisance existantes aujourd'hui, mais encore vous en établirez de nouvelles, qui manquent complètement chez nos voisins; et par le fait seul de ces heureuses innovations, vous nous élèverez au premier échelon de cette échelle sociale, où vous tenterez vainement à nous faire parvenir si, avant tout, vous ne vous occupez pas plus directement que vous ne l'avez fait jusqu'ici du soin d'améliorer la santé publique parmi nous. Voilà la base que vous devez donner à vos travaux, si vous voulez qu'ils soient et solides et durables. Sans elle, en effet, toutes vos idées de perfectionnement ne seront jamais que de brillantes utopies, condamnées d'avance à venir expirer devant la faiblesse absolue de vos moyens d'exécution : — Augmentez d'abord la puissance de votre force instrumentale, ou en d'autres termes l'énergie vitale de l'homme, et tout vous deviendra facile. Pour réussir dans vos vastes desseins, il faut donc commencer par vous former des instruments capables de les exécuter.

N'allez pas croire d'après cela, Messieurs, que la tâche que nous osons marquer ici à votre philantropie soit, non-seulement immense, mais encore inexécutable : au premier abord, on pourrait sans doute s'en former une pareille idée. N'est-ce pas en effet avoir l'air de demander l'impossible, que de vouloir qu'on fasse des hommes de cette foule d'enfants débiles à peine animés, et que la mort, un seul instant, ne cesse de disputer à la vie! Et après avoir ainsi imposé l'obligation de les recréer, en quelque sorte, n'est-ce pas exiger au-delà d'un pouvoir terrestre que de demander encore qu'on les maintienne sains et dispos au milieu des peines et des traverses d'une longue existence! Aussi ce n'est pas là la tâche que nous prenons la liberté de marquer en ce moment à votre amour pour le bien public; nos besoins actuels, et le degré de civilisation où nous sommes parvenus, permettent de la circonscrire encore dans des limites beaucoup moins étendues! Que voulons-nous obtenir par elle? L'amélioration progressive de l'espèce humaine, et non pas sa régénération radicale, une plus grande aptitude au travail; une santé plus robuste, moins d'infirmités, et non pas des hommes surhumains, doués d'une vie qui n'ait qu'un été sans jamais connaître d'hiver; enfin, nous voulons le possible, l'exécutable, et rien au-delà.

Réduite ainsi à ses justes proportions, que faut-il pour

remplir cette tâche, qui peut apporter de si heureux chan‑
gements dans notre monde physique comme dans notre
monde moral? Une volonté ferme, jointe à un grand amour
du bien public. Vous voyez donc bien, Messieurs, qu'elle
n'est pas au-dessus de vos moyens d'exécution, car vous
possédez ces deux qualités essentielles à la réussite, vos
actes antérieurs sont là qui en déposent.

Pour arriver à son accomplissement, voyons maintenant
les changements que vous devrez faire subir à nos insti‑
tutions sanitaires ; les établissements qu'il vous faudra créer
pour suppléer à l'insuffisance, et surtout à l'inopportunité
de nos hôpitaux ; enfin, les modifications qu'il sera néces‑
saire d'imprimer à nos institutions sociales pour les forcer
à ne produire à l'avenir que des hommes tels qu'il vous
les faut.

Il y a ici à organiser trois ordres d'institutions bien dis‑
tinctes. Dans le premier ordre, on doit placer celles qui
auront pour objet l'application de secours toujours tempo‑
raires (hôpitaux) ; dans le second celles, au contraire, des‑
tinées à la distribution de secours continus et permanents
(hospices) ; enfin, dans le troisième ordre, on devra classer
toutes les institutions qui tendront à faire diminuer inces‑
samment le nombre des individus obligés, dans l'état actuel
des choses, à aller habiter, passagèrement ou à toujours,
les établissements du premier ou du second ordre ; et par
suite, de rendre les uns comme les autres à peu près
inutiles.

Voyons ce qu'il faut faire pour les organiser convena‑
blement :

Tout se réduit, ce nous semble, à créer des hôpitaux
proportionnés au nombre présumable des malades : des
hospices en rapport d'étendue avec la quantité de vieillards
ou d'infirmes qui pourront y venir chercher un asile,
enfin à instituer une médecine légale et un service de
pure bienfaisance occupé du soin de porter des secours
à domicile, d'éclairer les hommes sur tout ce qui inté‑
resse leur santé ; enfin d'empêcher, au nom de la société,
la production de tout abus qui peut par sa nature compro‑
mettre son existence physique ou sa force morale. Occu‑

pons-nous d'abord des hôpitaux, et voyons les réformes et les agrandissements que réclame leur état actuel.

Afin de vous mettre à même de sonder avec plus de sécurité toute la profondeur de la plaie sociale que nous voulons vous faire cicatriser, il faut bien, Messieurs, vous retracer ici la situation bien peu satisfaisante dans laquelle se trouvent nos établissements hospitaliers, et surtout vous faire connaître leur insuffisance si positivement démontrée par la multiplicité des besoins auxquels ils ne peuvent satisfaire. Que ce tableau nous coûte à tracer! Il nous est bien pénible, en effet, d'être obligé de vous dire qu'il n'est peut-être pas de province en France où tout ce qui a rapport à la distribution des secours temporaires soit aussi négligé que dans la nôtre; et pour vous le prouver, il nous suffira d'appeler un moment votre attention sur la composition actuelle de de l'hospice général, cette Babel infinissable qui ne semble être debout que pour nous accuser incessamment et déposer à tous de notre marche rétrograde dans la route du progrès et de la civilisation!

N'est-il pas inconcevable, l'aveuglement avec lequel une administration, dont nous admirons le zèle et les lumières en mille autres circonstances, et ne suspectons pas en celle-ci la pureté d'intention, s'efforce de réunir dans une même enceinte, de renfermer sous les mêmes verroux, malades, infirmes, vieillards, femmes en couche, enfants trouvés, filles publiques, etc.; et bientôt encore, tous les pauvres que la loi lui permettra de faire emprisonner! Et de quel lieu a-t-elle fait choix pour opérer cette fusion inhumaine et immorale tout à la fois? De l'endroit le plus insalubre qu'il lui fût possible de trouver! Sentine infecte et putrescente, où tous les immondices physiques et sociaux vont se réunir à sa voix!... Quel affreux cloaque! et c'est là justement la place qu'elle a choisie pour entasser pierre sur pierre, et enfouir l'or à pleines mains; le tout pour tâcher d'arriver enfin à l'édification d'un établissement unique, et dont la destination complexe l'acquitte envers le malheur, ou du moins étouffe ses cris, s'il ne parvient pas à sécher ses larmes!.... Et c'est dans le 19.me siècle qu'on poursuit l'achèvement d'un projet tout au plus excusable il y a 500 ans !.... Et quel motif allègue-t-on pour justifier un oubli aussi patent de toute idée de justice et d'humanité ? *L'économie*, c'est là le grand argument des admirateurs comme des soutiens de cette montrueuse agglomération de toutes les misères humaines ! Quand il serait vrai, ce que nous contestons positivement, qu'il y a économie à confondre ainsi tant de malheureux dont le rapprochement inopportun compromet si visiblement la fragile existence, peut-il jamais être assez fort, paraître assez convaincant à un homme éclairé et sensible pour légitimer à ses yeux une mesure aussi contraire aux lois de l'hygiène qu'elle est opposée aux principes d'une sage équité !.... En sommes-nous donc réduits à un tel degré d'abjection, que la vie des hommes, puisse sans obstacle se marchander parmi nous ! Vous êtes là, Messieurs, pour nous sauver de cette honte.... ou que l'on justifie par des raisons moins inhumaines une aussi étrange association, ou que l'on s'arrête enfin dans une route, où pour glaner quelques centimes, on joue aussi cruellement l'avenir de nos pauvres malades.

Tel qu'il est, l'hospice général, nous n'hésitons pas à le dire, est un établissement *monstrueux* qu'il faut, sinon détruire, au moins s'empresser de faire rentrer dans les limites que son nom primitif d'Asile de Charité aurait dû empêcher qu'on étendît aussi démesurément qu'on l'a fait, et qu'on le fait surtout aujourd'hui.

Qu'il reste, mais ne serve plus d'hôpital, et seulement comme refuge destiné à la vieillesse et à l'infortune. Qu'on éloigne de lui les malades, les fous, les femmes en couche; que l'on en modifie le régime intérieur, qu'on assainisse ses entours; et alors l'humanité pourra le reconnaître comme un bienfait. Jusque-là elle ne peut avoir que des pleurs à lui donner, et des reproches à adresser aux imprudents auteurs comme aux propagateurs trop zélés, d'une centralisation aussi déplorable !.... Cependant, cet hospice général tout incohérent, tout impropre qu'il est à l'accomplissement des besoins que l'on veut lui faire satisfaire, n'en est pas moins à lui seul, à peu près tout ce que nous possédons en établissements hospitaliers : car nous n'avons rien autre à Tours, peu de chose à Chinon, à Loches, à Amboise; et encore les chétifs réduits, qui se rencontrent dans ces villes, sont-ils exclusivement réservés aux pauvres de ces localités privilégiées. Le titre de contadin est suffisant pour en exclure à jamais le malheureux qui n'est pas né dans leur sein. Il n'y a pour lui que les portes de l'hospice général, qui ne se ferment pas quelquefois à son approche. Voyons, en conséquence, si à part la centralisation contre laquelle nous avons cru devoir nous élever, et l'insalubrité bien reconnue du lieu où il est assis, que nous nous sommes fait un devoir de signaler, aussi il présente au moins tout ce que peuvent demander les services incohérents et si difficiles à harmonier; *que par économie*, on s'est fait une loi de réunir quand même.

C'est en présence des besoins auxquels il ne peut satisfaire que l'on sent encore mieux le danger d'un système, qui, en voulant chercher à tout confondre, laisse tout en souffrance. Quel est, nous le demandons, le genre de malades assez heureux pour y recevoir tous les soins médicaux qui lui sont nécessaires? Certes, ce ne sont pas les fous, qu'on se contente d'emprisonner, sans jamais penser à les guérir. Les femmes en couche? L'insuffisant réduit où elles sont entassées afflige l'humanité et dépose hautement contre une agglomération aussi immorale! Le croirait-on? Il faut que la fille grosse, que tourmente avant tout, la crainte d'être reconnue, passe à travers une haie de soldats et d'oisifs pour arriver jusqu'à lui....; et puis, l'on s'étonne du nombre des infanticides qui affligent et jettent la terreur dans nos familles. Lorsque la cause en est presque tout entière dans la situation défavorable qu'on a si imprudemment donnée à cette horrible prison! Vainement même on chercherait à l'améliorer, soit en modifiant son régime intérieur, soit en lui élevant de nouvelles constructions; car le vice radical n'est ni dans la petitesse des salles, ni dans leur mauvaise distribution, mais bien dans l'impropriété absolue du lieu où on l'a si malheureusement assise. Voulez-vous réellement diminuer la quantité des infanticides, ne laissez pas plus longtemps votre maternité derrière un corps de garde!.... Ce n'est pas non plus l'office des malades civils qui présente un aspect bien satisfaisant. Trop resserré par des voisins qui le sont encore plus, il ne peut ni offrir un abri certain aux pauvres de notre ville, ni des places suffisantes aux habitants des campagnes même les plus voisines, et ses portes sont souvent obligées de se fermer sur eux, non parce qu'ils sont incurables, mais parce qu'il n'a pas de lits à leur donner. On ne citera pas non plus l'état prospère de l'office des bons-hommes, où il faut se faire inscrire deux ans à l'avance, pour y obtenir enfin une place que la mort bien souvent vous dispense d'y venir occuper?

Tout est donc en souffrance à la Charité!... Comment mettre un terme à tant d'abus? En éloignant de soi l'idée présomptueuse de pouvoir y réunir avec avantage deux établissements aussi différents entr'eux qu'un hôpital et un hospice, et en la consacrant exclusivement à l'une ou à l'autre de ces institutions de bienfaisance, et comme son appropriation actuelle, et surtout son immense étendue est plus convenable à un asile départemental pour la vieillesse et l'infortune, qu'à une maison destinée au traitement d'une maladie spéciale, il nous semble très-convenable d'après cela de l'affecter au service d'un grand hospice, et de chercher loin d'elle un lieu beaucoup plus convenable à l'assiette d'un hôpital : de cette considération déduite rigoureusement de la situation des choses, nous pouvons en conclure que bientôt nous n'aurons plus d'hôpital.

Vous voyez maintenant, messieurs, ce que vous avez à faire pour combler le vide immense que cette affectation nouvelle va laisser à remplir dans nos institutions de bienfaisance. Représentants éclairés des intérêts de tout le département, il ne peut suffire à votre philantropie d'assurer des secours aux seuls pauvres de nos villes ; c'est surtout aux campagnes que vous devez penser. C'est là, en effet, où succombent prématurément tant de malheureux paysans, victimes incessamment offertes en holocauste au charlatanisme, cet insatiable vautour attaché à leurs pas, et vivant si grassement de leur ignorance comme de leurs préjugés.... Plus que tous les autres malades, ces infortunés réclament cependant les secours de la médecine et le séjour des hôpitaux ; et aucun établissement n'est ouvert pour satisfaire à leurs besoins ! C'est pour eux que vous devez travailler en réformant, et surtout en agrandissant nos maisons hospitalières, qu'elles deviennent enfin à votre voix des asiles ouverts à toutes les infortunes, et que le nom si *pitoyable* de *Contadin*, n'y soit pas plus longtemps un titre au rejet et à la proscription, et vous aurez fait un grand pas vers le perfectionnement.

Examinez, messieurs, ce qu'on a fait dans les départements voisins. Bien loin d'y centraliser leurs établissements hospitaliers, et de confondre, comme chez nous, tous les genres de maladies avec toutes les espèces d'infirmités, ils ont mis tous leurs soins au contraire, à les classer d'après la nature de leurs besoins. Ici est construit un asile pour les fous ; là un refuge pour les vieillards ; plus loin, une maison de charité maternelle, nulle part l'idée *économique* de tout emprisonner dans un même réduit n'a égaré les esprits. Notre département est le seul peut-être aujourd'hui, où, entraîné par un bien déplorable précédent, on s'entête encore à tout confondre, à tout laisser en souffrance, sous le spécieux prétexte de jouir sans partage des bienfaits d'une administration unique ! Ils sont donc bien grands ces avantages ; pour leur sacrifier ainsi les intérêts de tant de malheureux ? Qu'on les décline au moins pour faire cesser nos reproches et entraîner notre conviction !.... Est-ce le bien-être particulier des malades qu'on va mettre en avant ? Non, car la réunion de tant d'infortunés ne peut manquer d'agraver les peines morales de chacun, tout en appauvrissant sa santé ! Est-ce la guérison plus prompte de ces mêmes malades qui, mise dans la balance, va la faire pencher en faveur de la centralisation ? Confondus sans ordre dans un étroit espace, où l'on ne peut ni les soigner convenablement, ni leur appliquer le traitement spécial que récla-

ment leurs infirmités, comment seraient-ils plus prompte-
ment guéris lorsqu'ils sont les uns pour les autres
des causes permanentes de *morbidité* et d'infection. Est-
ce dans l'intérêt de la morale qu'on accole ainsi l'en-
fance avec la vieillesse; la fille publique avec la victime
intéressante encore d'un premier égarement; le vagabond, qui ne voit rien au-delà des peines d'un travail soutenu, et le jeune garçon qui a surtout besoin de bons
exemples aux portes de la vie? Encore non! si ce n'est
pas, ainsi que nous le voyons, dans l'avantage des individus qu'on entasse pêle-mêle tant de misères dans un
même réduit, peut-être n'opère-t-on cette centralisation
qu'en faveur des masses? Eh bien! non, cent fois non;....
car le plus affreux présent que l'on puisse faire à une
grande cité, c'est de placer tout près de ses murs, un
foyer d'infection aussi actif et aussi constamment nuisible,
qu'une grande population réunie dans un trop petit espace!.... Vous oubliez donc que des épidémies meurtrières peuvent y prendre naissance ou s'y raviver d'une
manière effrayante. Quel aliment pour le choléra, si jamais ce redoutable fléau revenait visiter nos contrées!....
Vous lui préparez là une pâture dont notre ville serait
certainement la victime, et vous ne tremblez pas!.... Quels
sont-ils donc enfin ces avantages si précieux pour leur
offrir tant de vies en holocauste!.... Toujours et seulement l'économie d'une administration centrale avec tous ses
abus et ses malversations en quelque sorte irréprimables!
C'est là, il faut en convenir, une bien honteuse compensation!.... Encore existe-t-elle réellement? S'il était possible de porter enfin la lumière dans ce dédale adminis-
tratif où se sont déjà perdus tant d'intentions pures, tant
de nobles sentiments, on saurait bientôt à quoi s'en tenir
sur cette économie si vantée, et sur laquelle on s'appuie
avec tant d'assurance pour repousser d'un air dédaigneux,
tous les griefs qu'on ose articuler contre l'hospice général et sa désastreuse existence!.....

Est-il donc bien prouvé que les journées de malades
convenablement traités dans un grand hospice, où tous
les genres d'infirmités sont confondus, doivent toujours

être d'un prix moins élevé que dans un établissement spécial, où le régime alimentaire et les moyens thérapeutiques peuvent sans inconvénient s'être subordonnés à la nature du mal qu'il est appelé à guérir ? Nous ne le pensons pas, et nous appuyons cette opinion sur le compte rendu d'une foule de maisons hospitalières ou le personnel choisi avec soin, permettait à l'administration d'y rester constamment dans les dépenses d'un traitement unique.

Pourquoi faire sonner si haut le prix incessamment décroissant des journées de malades de l'hospice général, lorsqu'il existe un motif palpable pour tous, de cet abaissement successif; motif dont on ne parle pas pourtant; c'est l'incohérence du personnel, et l'immense développement qu'acquiert tous les jours l'hospice aux dépens de l'hôpital. Qu'on fasse donc attention que les 4|5 de cette étrange population n'ont besoin que d'une alimentation peu coûteuse, et, qu'au lieu de réclamer des soins hospitaliers de tous les jours, de tous les moments, elle est toujours prête à en donner et à remplir les modestes fonctions de surveillants, d'aides, de garçons de cuisine et de pharmacie, et une foule d'autres petits emplois qui permettent de diminuer dans une proportion bien sensible le nombre des hommes de peine et des domestiques nécessaires dans un hôpital ; de là, une immense économie ! La journée de malades à l'hospice, est, assure-t-on peu élevée ; elle le serait encore bien moins en réalité, si ces habitants étaient classés dans les comptes par ordre de spécialité : ainsi donc, pour rester dans les bornes du vrai, il ne faut pas conclure d'une comptabilité négative, du moins en ce sens, qu'elle ne sépare pas la journée du vieillard ou de l'enfant trouvé de celle du malade temporaire, qu'il y a économie à tout confondre et à exiger que dans le même local on ait constamment sous la main tout ce qu'il faut, non-seulement pour guérir tous les genres de maladies, mais à avoir encore ce qui est nécessaire pour faire travailler les bons hommes comme les infirmes ; cette multiplicité de services, tant de rouages différents dans une même machine, ne peuvent manquer d'y apporter le désordre et sa confusion. Les avantages prétendus d'une administration centrale ne s'évanouissent-ils pas, d'ailleurs, devant le salaire qu'il faut donner aux nombreux employés qu'on est obligé d'y attacher pour qu'elle marche avec quelque régularité? Un exemple rendra notre pensée plus concluante. Qu'on compte à l'hospice général, le nombre de gardes magasins, que l'on croit devoir y entretenir pour faire face aux besoins. Pense-t-on qu'avec les appointements qu'on leur donne, on n'assurerait pas ce genre de service dans quatre établissements différents? Alors, où est l'économie de votre administration centrale, si elle dévore à elle seule la curée qui ferait vivre quatre administrations particulières? Elle n'est donc pas positivement dans cette unité, mais bien dans le personnel incohérent que l'on fait figurer tout entier comme malade, lorsque le plus grand nombre appartient à l'office des bons hommes et à celui des enfants trouvés. Tant qu'on n'aura point séparé avec soin l'hospice de l'hôpital, au moins pour la comptabilité, jamais on n'obtiendra aucun document bien positif; car l'écueil contre lequel nous prétendons que doit venir se briser cette économie dont on est si fier n'aura point été surmonté. Mais, admettons pour un moment qu'elle existe réellement, s'en suivra-t-il qu'elle est décisive en faveur de la centralisation? Non certes; car si elle offre, même sous le rapport financier des inconvénients sans proportion avec cet avantage, il faudra encore y renoncer comme à une économie factice. Si, par exemple, le nombre des journées s'élève beaucoup plus haut dans une maison centrale et unique que dans un hôpital spécial, si les deux ou trois centimes de boni, que vous avez dans l'un, sont absorbés et au-delà par le total des journées que le malade y aura passées pour obtenir sa guérison, il faudra préférer l'autre, malgré le prix un peu plus élevé de ces mêmes journées. Un exemple rendra ce raisonnement beaucoup plus concluant. Prenons les aliénés. Dans toutes les maisons où ils reçoivent des secours en rapport avec leurs besoins, on en guérit à peu près la moitié, tandis que dans l'hospice gé-

néral ils sont condamnés à y vivre à toujours. Qu'on sup-
pute maintenant combien de temps on gagnerait si, au
lieu de les garder dix, vingt ou trente ans, on ne les y
traitait que pendant six mois.... Que deviennent, nous le
demandons, les 3 centimes d'économie devant les 3 à 4
mille journées qu'il faut solder à l'administration, et que
l'on n'aurait pas à payer si l'on tenait envers ces malheureux une conduite plus humaine et plus généreuse !...
Le même calcul peut être fait pour beaucoup d'autres
classes de malades, qu'on y abandonne de même à leur
sort déplorable, lorsqu'un traitement opportun pourrait
les rendre promptement à leurs occupations.

Si, à cette économie bien palpable, on joint l'avantage
immense que trouverait la société à recouvrer ainsi la
moitié des bras que lui ravit chaque année la perversion
de l'intelligence ou l'abandon inhumain d'une foule de
malades qu'on ne peut d'ailleurs traiter que dans des établissements spéciaux, on n'hésitera pas un moment à
anathématiser *notre hospice général*, et à demander la dis-
sociation des infortunés qu'on y emprisonne avec tant
d'incurie ; car il ne reste plus pour le tenir debout que
les lourdes chaînes de l'habitude, et le pénible aveu d'une
première faute.

Vous ne comptez donc pour rien les dépenses où entraînerait la chute de cet établissement? Loin de là ; nous
avons calculé avec soin ce que pourra coûter la réédifi-
cation de notre système hospitalier sur de plus larges
bases ; et, rassuré par nos calculs, nous ne pensons pas
que les sommes nécessaires à l'accomplissement d'un projet aussi utile puissent empêcher un moment de tenter
l'entreprise. Il est beau, sans doute, de parler d'économie ;
mais ce n'est pas lorsqu'on n'en fait entendre la voix que
pour empêcher une amélioration aussi intimement liée au
bonheur des hommes, que l'établissement d'hôpitaux sé-
parés et en rapport de spécialité avec les besoins. Si depuis trente ans, que la malheureuse idée de concentrer
toutes les misères humaines dans un même réduit a germé
dans la tête de l'administration, on eût, au lieu de céder
an torrent, mis en réserve tout l'argent qu'on a si mal-

adroitement enfoui dans l'enceinte de la Charité, aujour-
d'hui on serait en mesure d'entrer dans la voie du progrès,
et l'on aurait encore l'hôpital de la place de l'Archevêché, la
Madelaine, et aussi cette Charité qui pouvait, telle qu'elle
était alors, servir au moins d'asile à la vieillesse, et de retraite à l'infortune. Si même, il y a deux ans, au lieu d'a-
dopter le ruineux projet maintenant en voie d'exécution, on
se fût contenté de solidifier et de ragréer l'entrée d'un asile
dont les constructions ne peuvent jamais être ni trop sim-
ples ni trop modestes, 300,000 f. au moins seraient dispo-
nibles en ce moment, et l'on pourrait avec eux faire face
aux besoins. Un demi-million peut-être a déjà été englouti
dans les mobiles fondements de ces interminables constructions, et nous n'avons encore rien de convenable, rien
que puissent avouer la raison et surtout l'humanité !...

En vous parlant d'un demi-million, nous sommes loin
peut-être du total que coûtera ce prétendu établissement modèle : on va sans doute vous demander de nouveaux sacrifices, et en vous énumérant avec art tout ce qui reste encore
à faire, on essaiera au moins de vous arracher de nouveaux
subsides pour mettre fin à des travaux qui doivent cou-
ronner l'œuvre d'une manière brillante ! Résistez, Messieurs, résistez à des demandes aussi déraisonnables, c'est
le seul moyen de mettre un terme à des constructions sans
fin, qui tombent, se relèvent pour retomber encore, parce
que rien de bien arrêté, rien de bien positif, et surtout de
conforme aux besoins du service, n'a jamais présidé à l'élu-
cubration de ces incohérents édifices ; et s'il fallait vous apporter des preuves à une accusation aussi accablante, nous
ne voudrions pas aller les chercher ailleurs que dans les constructions dernièrement faites pour le logement des folles !
Devait-on encore, nous le demandons, suivre le vicieux
système des *Soquets*, excusable tout au plus dans l'appropriation de vieux bâtiments, mais dans des édifices pris
par le pied, il fallait tout au plus huit à dix cellules, et
l'on a donné cette forme maintenant rejetée des établissements modèles à toutes les habitations ! Est-on excusable de
n'avoir pas profité des lumières du siècle et de l'expérience
des hommes compétents dans ce genre de constructions. Si

l'on veut maintenant marcher avec eux, il faut détruire ce que l'on a fait hier, pour rebâtir demain sur un autre plan. Et les sommes allouées pour ces édifications? Elles sont dépensées. Il faudra donc forcément grever de nouveau les contribuables pour rectifier un projet qu'il eût été si facile, dès le premier moment, de coordonner avec les besoins!

A l'occasion de ces nouvelles dépenses, vous nous direz, peut-être, Messieurs, nous sentons comme vous tous les désavantages de la centralisation, contre laquelle vous vous élevez en ce moment, mais enfin elle existe; elle nous a coûté cher! il faut bien en supporter les inconvénients, et laisser à des jours plus prospères le soin de mettre fin aux maux qu'elle occasione: nous approuvons ses vues d'ordre et de justice distributive. Aussi ne vous demandons-nous pas une révolution complète dans nos établissements de bienfaisance; un projet aussi coûteux est loin de notre pensée, nous ne voulons pour l'instant que des améliorations en rapport avec les sacrifices que vous pouvez faire, et comme premier pas dans cette voie de perfectionnement, nous vous proposons d'arrêter le mouvement de centralisation qui tend à faire de l'hospice-général *le fourre tout philantropique* de tout le département, en ne lui accordant aucun nouveau subside; et ensuite d'employer les sommes dont vous croirez pouvoir disposer en faveur de la santé publique, à l'établissement d'une maison hospitalière qui satisfasse aux besoins les plus pressants! Ce sera au moins un premier jalon planté sur la route; le temps et votre philantropie feront le reste!...

Avant de poursuivre plus loin notre tâche, nous devons vous faire une observation sur l'état actuel de l'hospice de la Charité, en apparence, hôpital de tout le département, et en réalité asile seulement ouvert aux pauvres de la ville de Tours! Pour le mettre dans le cas de remplir complètement le double but que semble indiquer son titre d'hospice-généal, il faudrait l'agrandir encore, y construire de nombreuses salles, en reculer les limites; en un mot y bâtir un établissement tout entier, pour y loger sans encombre et indistinctement, tous les malheureux du département. C'est de ce point de vue, Messieurs, que vous

devez envisager les changements que nous avons l'honneur
de vous proposer : si, tel qu'il est, et malgré les dangers
sans nombre de l'agglomération, l'hospice actuel pouvait
faire face à tous les besoins, peut-être devriez-vous hésiter
à entreprendre les améliorations que nous vous indiquons.
Mais lorsqu'il est prouvé par une triste expérience, qu'il
laisse nos malades des campagnes sans moyen de salut, il
faut bien ou l'agrandir ou édifier ailleurs. C'est avec l'idée
de cet indispensable besoin, que vous devez opérer. Dépenses à faire à l'hospice, dépenses à faire pour construire
un nouvel hôpital, dépenses partout. Il ne s'agit que de
bien choisir le lieu où elles seront faites, afin que l'argent
des contribuables tourne à l'avantage du plus grand nombre : effrayé des dangers que doit avoir le système de centralisation dont on poursuit cependant l'exécution avec tant
d'ardeur, et convaincu de l'impossibilité où l'on est de
pouvoir réunir dans un même local tous les malheureux
du département, tous les malades qu'on y peut rencontrer,
nous n'hésitons pas un moment à croire que vous vous dé-
ciderez pour la formation du nouvel établissement.

Elles sont d'ailleurs loin d'être aussi considérables qu'on
pourrait le croire au premier abord, les dépenses où vous
entraînerait l'organisation complète et instantanée d'un
bon système hospitalier parmi nous. Car, pour l'harmonier
avec la somme de nos besoins, il ne faudrait ouvrir que
trois hôpitaux particuliers ; savoir : un de 250 malades
pour le premier arrondissement (Tours et sa garnison
comprise) ; un de 80 pour le troisième arrondissement et
un de 50 seulement pour le second, un refuge général
pour tous les aliénés du département ; enfin, une maison
centrale de maternité avec des succursales à Loches et à
Chinon ; voilà tout ce qu'il faudrait faire pour arriver à
un but également avoué par la raison et par l'humanité.
C'est déjà beaucoup trop pour l'état de nos finances, allez-
vous peut-être nous répondre? Dans l'intention de vous
décider à cette grande amélioration sociale, nous devons,
Messieurs, vous donner ici un aperçu sommaire des dépenses où elle pourrait vous entraîner, et vous faire en-
trevoir en même temps les sources où il vous sera facile

de puiser pour y faire face, et mettant en regard ce que coûteraient à l'hospice-général les agrandissements dont nous vous avons fait sentir le besoin, vous décider, par cette balance même, à abandonner une route parsemée de trop d'écueils pour qu'elle puisse jamais conduire au bien.

Nous occupant d'abord des ressources, nous aurons l'honneur de vous faire observer que le département possède une foule de vieux édifices, de constructions inutiles, de terrains sans produits qu'on pourrait aisément aliéner, sans rien diminuer de sa richesse, et sans porter atteinte à son industrie ou à son commerce. Les sommes provenant de ces aliénations seraient plus que suffisantes pour subvenir aux frais de premier établissement. Les villes de Chinon et de Loches trouveraient, facilement sans doute, des emplacements convenables à l'assiette de leurs hôpitaux. Quant à Tours, à qui appartient en toute propriété le vaste établissement de la Charité, il est juste en l'affectant, ainsi que nous proposons de le faire, à un hospice de bons hommes pour tout le département, de lui procurer un local, par voie de compensation. Voilà la dépense la plus considérable à faire ; nous estimons, cependant, qu'avec 200,000 francs, on approcherait du but : nous pensons aussi qu'en agrandissant les hôpitaux actuels de Chinon et de Loches, et en y utilisant beaucoup de constructions, jusqu'aujourd'hui sans destination particulière, on arriverait très-aisément à les mettre en état, sans dépenser plus de 50,000 francs dans l'un, et 30,000 francs dans l'autre; total, environ 280,000 francs.

A en juger par l'économie avec laquelle on bâtit d'ordinaire à l'hospice-général, où l'on va dépenser pour une façade, quelques salons pour l'administration, et de malencontreux soquets pour les folles, plus de 180,000 fr., quelles sommes énormes ne faudrait-il pas employer pour y construire des salles suffisantes au placement de 160 malades : par approximation, on peut porter à plus de 320,000 francs, les dépenses où entraîneraient ces nouvelles constructions. Outre cette économie assez sensible, on en obtiendrait une bien plus grande encore, en édifiant

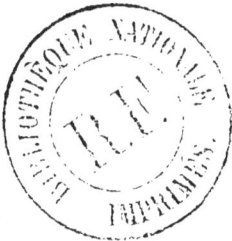

2

ailleurs qu'à la Charité; c'est que l'ancien local pourrait servir d'hospice pour tout le département ; ainsi, économie dans les constructions nécessaires à l'hôpital, économie surtout dans l'inobligation où l'on sera de ne pas créer d'hospice. Tout doit éloigner de bâtir à la Charité, puisque d'une part 280,000 francs n'y seraient pas suffisants, pour y construire des salles pour 160 malades, et que de l'autre, on perdrait un local qui peut servir avec avantage à l'assiette d'un asile général pour les vieillards et pour les infirmes.

Ne pourrait-on pas pour faire face aux dépenses que nécessitera la réorganisation de nos hôpitaux, employer le *boni* qu'on espère avoir sur la construction des tribunaux et des prisons : si les 200,000 francs qu'on peut y économiser étaient affectés à l'amélioration de ce service important, ce serait un grand pas de fait. Avec eux on serait à même de satisfaire d'abord aux besoins les plus pressants, et d'attendre pour le reste les économies que votre bonne administration ne peut manquer de procurer au département.

Ainsi, on pourrait, à Tours par exemple, attendre deux ans avant d'établir le nouvel hôpital : ce qui existe, à part pourtant l'insalubrité du lien et les dangers de l'agglomération en servirait encore cet espace de temps, à moins toutefois que les salles actuelles ne fussent trop vivement réclamées par l'office si incomplet, si insuffisant des bons hommes ; jusque là les malades pourraient y habiter comme par le passé : il en peut être de même, et encore pendant plus longtemps à Chinon, où en augmentant l'hôpital d'une vingtaine de lits, on pourra facilement faire face aux besoins; Loches est dans le même cas. Ici des améliorations progressives peuvent être pratiquées sans de graves inconvénients et en y destinant, chaque année, 30 à 40 mille francs, produits des aliénations dont nous venons de parler, il ne faudrait pas plus de six ans, pour que tout soit bien organisé.

Mais il est des établissements de bienfaisance où cette marche graduée de perfectionnement ne saurait être adoptée. L'état déplorable où sont nos aliénés, celui plus affreux encore des femmes en couche, ne permet pas d'attendre plus longtemps; car ici il y a urgence, besoin d'agir immédiatement. Vous avez déjà reconnu, Messieurs, la nécessité de faire soigner les fous, et même autorisé M. le Préfet à les diriger sur un autre département, pour y recevoir les soins réclamés par leur fâcheuse situation! Cette décision qui honore votre humanité, mériterait sans doute d'être mise à exécution, si nous étions réellement dans l'impossibilité physique et morale de les donner nous-mêmes! Mais en sommes-nous donc réduits à avouer aussi honteusement notre impuissance et notre mauvais vouloir! Est-ce encore l'économie qu'on invoquera pour avoir une nouvelle occasion de les afficher ainsi au grand jour! a-t-on bien calculé les énormes frais que coûtera le déplacement de tant d'infortunés? a-t-on pensé à tous les soins dont il faudra les entourer, pour les faire arriver sans encombre au lieu de leur destination? aux conséquences morales d'un pareil déplacement, à l'inquiétude des parents? aux embarras du retour? que de difficultés à vaincre, que de sommes à dépenser! et le tout pour aller mendier chez nos voisins, des secours que nous pouvons si aisément leur donner nous-mêmes! Tours, par sa position enchanteresse, la pureté de son air, la bonne qualité de ses aliments, la douceur de son climat, l'affabilité et la courtoisie de ses habitants, convient plus que tout autre lieu à l'assiette d'un grand établissement d'aliénés, et, par une économie mal entendue, on veut non-seulement le priver de cette nouvelle source de richesse, mais encore, on se propose d'aller jeter ailleurs l'argent qui pourrait contribuer au bien-être de sa population, au développement de son commerce, aux progrès de son industrie, lorsqu'il ne faut pour lui assurer ce nouvel élément de prospérité, puisqu'à toute force on ne veut pas y créer un établissement spécial, que de donner à des médecins, chargés de soigner les fous, d'abord un local convenable, ensuite l'assurance de payer *d'après le prix moyen des journées de malades dans les hôpitaux d'aliénés*, toutes celles que passeront dans leur maison, les insensés qu'il plaira à l'autorité d'y envoyer. Ici point de frais nécessités par le déplacement; point d'indemnité pour le retour! Surveillance de tous les instants exercée par l'administration supérieure elle-même, ou par ses délégués. L'acquisition d'un terrain propice ne se trouve-t-elle pas grandement compensée par les économies et la bonne direction qu'on pourrait si aisément donner à ce service important! Ne doit-on pas mettre en ligne de compte aussi, la jouissance si pure de pouvoir soigner soi-même des infortunés dont la situation vraiment déplorable est si digne de nos soins les plus affectueux, et qui pourraient ne pas en recevoir d'aussi bienveillants de mains qui leur sont étrangères! Satisfaction du cœur, assurance d'économie, en voilà trop sans doute pour ne pas vous décider, soit à créer une maison spéciale d'aliénés, soit à adopter la proposition que nous avons eu l'honneur de vous faire dans votre dernière session! Nous n'insisterons pas plus longtemps sur ce point.

Mais, il est un autre établissement sur lequel nous appellerons plus directement encore toute votre sollicitude, et dont nous n'hésitons pas à regarder la formation comme plus urgente dans l'état actuel des choses, qu'un hôpital d'insensés, nous voulons parler d'une maison de charité maternelle. Ici, Messieurs, aucun retard n'est possible. De trop grands intérêts se rattachent à cette institution, pour que vous puissiez en ajourner l'organisation. En effet, dans tous les départements, les conseils généraux s'occupent sans doute en ce moment du soin d'améliorer le sort des enfants trouvés, et surtout des moyens à mettre en pratique pour en diminuer le nombre, aujourd'hui hors de toute proportion avec les autres classes de la société. Vous allez probablement vous occuper comme les autres de ces graves questions.

La suppression des tours est surtout vivement demandée par l'opinion publique. Avant de lui faire cette large concession, il est urgent cependant d'organiser un service de maternité qui puisse leur être substitué avec avantage; autrement, on dépasserait le but sans l'atteindre, et loin d'empêcher l'infanticide parmi nous, on pourrait en augmenter le nombre, au contraire, en rendant ainsi toute exposition impossible.

Permettez - moi, Messieurs, d'entrer dans quelques développements à ce sujet. On sent depuis longtemps le besoin d'empêcher l'exposition des enfants, cette plaie sociale que le temps rend de plus en plus profonde. Les tours qui semblent la faciliter, en permettant à des mères de famille dénaturées d'y faire déposer les fruits de leurs débauches, ou les malheureux instruments de leur honteuse cupidité, sont regardés comme les causes les plus directes de cette augmentation vraiment effrayante des enfants trouvés. Leur suppression, déjà opérée dans beaucoup de départements, ayant amené de très-notables économies, leur exemple ne manquera pas sans doute de trouver des imitateurs... Cependant, tout près de cette amélioration sociale, existe le danger de voir le crime profiter de cette destruction pour nous épouvanter par de nouveaux forfaits! Certes, il y a économie à faire disparaître les tours; mais, si leur suppression doit augmenter encore le nombre des infanticides, si l'*abandon ignoré*, seule voie qui restera alors ouverte à la fille qui veut cacher sa honte sans courir vers l'échafaud doit augmenter au-delà de toute proportion parmi nous la quantité de morts par *inanition*, ne vaut-il pas cent fois mieux encore les conserver, que d'adopter une mesure qui peut amener à sa suite d'aussi déplorables conséquences? Mais, comme il existe un moyen de les remplacer avec avantage, nous n'hésitons pas à vous proposer leur suppression, en vous engageant toutefois à surseoir à l'exécution de cette grande mesure, jusqu'à l'organisation complète de l'institution qui doit, suivant nous, les rendre inutiles. Et cette institution, c'est un service de charité maternelle convenablement organisé, et en rapport d'actualité avec l'étendue et la diversité des besoins. Tout est à faire ici; car le misérable réduit qu'on décore de ce nom à l'hospice général, loin de pouvoir servir de point central à cette importante institution, est fait au contraire de manière à perpétuer les abus, et à conduire au crime par l'horreur qu'il inspire.

C'est donc de l'organisation de ce précieux service que l'on doit s'occuper avant de penser à abattre les tours. Une fois assis sur de solides bases, nous n'aurons plus d'enfants trouvés ; et, ces malheureuses victimes de nos préjugés et de la corruption de nos mœurs, que notre imprévoyance condamnait à périr prématurément, sans état et sans patrie, recouvreront sous cette ère nouvelle tous les droits du sang ; auront d'abord une mère, puis une famille, et bientôt un avenir !... Quels heureux changements dans la situation qni les attendait !... Lorsqu'il ne faut pour l'opérer, qu'un service de maternité convenablement organisé, reculerait-on devant les dépenses où son institution est susceptible d'entraîner ? Nous ne vous ferons pas l'injure de croire qu'elles vous empêcheront un instant d'entrer dans cette voie de progrès ; elles sont d'ailleurs si peu considérables, que votre amour pour le bien public n'y verra point un obstacle à un changement si désirable, changement qui sera non-seulement avantageux aux individus isolément considérés, mais à la société tout entière, par les bras nombreux qu'il ne peut manquer de lui donner, et les familles nouvelles qu'il formera dans son sein. Que faut-il, en effet, pour instituer dans notre département un bon service de charité maternelle ? Trois ordres d'institutions distinctes, mais tous trois peu dispendieux à établir : 1.º Une maison centrale de maternité, formée à Tours ; 2.º des succursales ouvertes à Loches et à Chinon, 3.º enfin un comité de charité maternelle par commune. Voyons les dépenses où pourront nous entraîner l'organisation de ces différents établissements, et mettons en regard les services qu'ils ne sauraient manquer de nous rendre.

La maison centrale de maternité formée à Tours, sera particulièrement destinée à recevoir les filles qui, voulant s'éloigner du théâtre de leur déshonneur, et fuir la honte qui les y flétrit, ont besoin de trouver un asile impénétrable, où l'œil curieux du voisinage ne puisse percer jusqu'à elles, ni les clameurs d'un public souvent injuste venir troubler leur repos. Les femmes mariées y seront reçues aussi, mais sur la présentation des comités, formalité qui ne sera point imposée aux premières, dans la crainte de les pousser au crime, par les angoisses d'un aveu toujours si pénible à faire, surtout à des personnes dont on craint de perdre la bienveillance, ou dont on redoute la censure et les reproches. Pour organiser cette maison centrale, moins de 20,000 f. seront suffisants; car il ne faudra qu'un local de 30 à 40 lits, d'abord pour placer les femmes grosses, puis les femmes en couches, enfin quelques nourrices, dont il paraîtra nécessaire de surveiller les premiers jours de l'allaitement. Point de dépenses pour l'organisation et l'entretien du personnel de santé, il est tout formé, il ne s'agit que de l'attacher au nouvel établissement : et, comme la ville de Tours possède, rue du Général Meunier, une maison très-convenable, très-heureusement placée pour un pareil service, on peut, avant trois mois, (en s'empressant de la faire approprier à cette destination) y avoir un établissement bien organisé, et peu de temps après supprimer le tour de la Charité.

Les succursales de Loches et de Chinon ne seront pas plus difficiles à former. Il suffira d'un local de 12 à 15 lits, pour en faire des maisons d'accouchement en rapport avec la somme totale des besoins. Ce n'est même que par excès de prévoyance que nous proposons de leur donner cette étendue; car il est bien probable que les comités de maternité, par la surveillance soutenue qu'ils exerceront, et plus encore par les secours à domicile qu'ils sauront distribuer à propos, réduiront au chiffre le plus bas le nombre des femmes enceintes qui voudront aller y attendre le moment de leur délivrance. Les dépenses s'harmonieront avec le peu d'étendue de ces succursales : aussi huit à dix mille francs suffiront à l'organisation de chacune d'elles.

Reste maintenant à former les commissions de charité maternelle. Ce sont de toutes les institutions à créer celles qui méritent le plus de fixer l'attention. Et nous n'hésitons pas même à dire qu'à leur bonne organisation est attaché le succès de l'entreprise. Placées au centre des besoins, connaissant parfaitement la situation financière des femmes susceptibles de réclamer l'assistance publique, qui mieux que ces commissions serait en mesure pour l'accorder ou la refuser avec justice? aussi ce seront elles qui devront être chargées exclusivement du soin de diriger, sur les établissements de maternité, les femmes à qui leur position physique, ou des considérations morales ne permettent pas l'accouchement à domicile; et, dans le cas contraire, leur procurer les secours aves lesquels elles pourront se sauver de l'embarras du déplacement, et nous ajouterons même de la honte du voyage. Mais ce n'est pas là tout le bien qu'elle ssont susceptibles de faire. Une fois débarrassées du fardeau de leur grossesse et les enfants déposés aux portes de la vie, de nouveaux secours sont réclamés par les mères comme par leurs enfants. Un autre service va commencer. C'est celui qui doit s'occuper de pourvoir à leur alimentation respective; et c'est encore à ces commissions qu'il faut le confier.

Comme le point essentiel pour arriver à la suppression totale des enfants trouvés est ici de forcer les mères, sinon à allaiter, au moins à servir de nourrices à leurs enfants, les comités de maternité devront surtout empêcher toute femme étrangère d'en prendre soin ; autrement on n'atteindrait pas le but; car la grande amélioration sociale qu'on veut obtenir n'aurait pas lieu. Les liens de famille ne se resserreraient pas, et ces malheureux enfants qu'on veut rattacher au grand tout seraient isolés et rejetés de nouveau du sein de leurs mères. Il faut en quelque sorte, pour les implanter sur le sol, former cette première racine de la vie, que l'amour maternel et l'habitude auront bientôt rendue indestructible. Des secours, en cette circonstance, seront encore à distribuer... Car, en exigeant la conservation des enfants, il faut mettre les mères dans le cas de les nourrir convenablement. Qui mieux que les hommes de la localité sont en position de les répandre avec justice, et, tout en distribuant le bienfait, de s'assurer du bon emploi qu'on aura su en faire. Surveillance de tous les instants, justice éclairée, conseils désintéressés et purs ; voilà ce que nous pouvons espérer de l'institution de comités qui, placés près des besoins, seront toujours à même de les satisfaire à propos. Que d'avantages ils nous promettent ! Grande aussi sera l'économie qu'ils introduiront dans un service que, l'exposition sans entrave, tend à augmenter tous les jours! Aucune dépense n'est à faire pour leur institution ou leur entretien. Purement gratuites, ces commissions seront, comme nos autres établissements de bienfaisance, mues par l'amour du bien public, ce noble stimulant auquel nous devons nos plus belles institutions, et nos progrès les plus remarquables dans la route du bonheur et de la civilisation.

De tous les avantages que peut nous procurer l'organisation du service de maternité, dont nous nous occupons en ce moment, le plus grand sans doute est de forcer les mères à garder leurs enfants; mais cette mesure peut-elle toujours être prise sans injustice? Qui peut s'y opposer? Les difficultés qu'on rencontrera dans le mauvais vouloir des mères, peu disposées, par la dépravation de leurs mœurs, à remplir le plus sacré des devoirs, *la maternité!* Leur résistance ne sera pas difficile à vaincre. Reçues, et convenablement soignées dans une maison d'accouchement, la vue de leur enfant, la nécessité de lui donner le sein, en feront bientôt deux êtres inséparables. Ce premier lien une fois formé, la nature fera le reste, et l'obligation se changera en plaisir !..... Elles seront fières aussi de lui donner un avenir; et, pour remplir dignement leur tâche, et rentrer honorablement dans la société, elles redeviendront vertueuses. Obliger les filles à garder le fruit d'un premier égarement, est sans aucun doute le moyen le plus certain de les sauver de nouvelles fautes, tout en les rendant à des devoirs un moment oubliés. La morale publique appelle de tous ses vœux une réforme aussi désirable, et dont on n'a pas assez calculé l'immense portée.

A cette grande amélioration sociale se joint aussi l'économie qu'on ne peut manquer de trouver à régulariser un service où se commettent si souvent les dilapidations les plus condamnables; car, pour en obtenir des secours, il faudra prouver au moins qu'on en a besoin. La suppression de ces nourrices mercenaires, qui ne vivent en quelque sorte que de la substance de leurs nourrissons, sera de même un bienfait que nous ne devrons qu'à lui. L'odieux commerce qu'elles font, sous le manteau même

de l'humanité, étant le plus barbare comme le plus in-
fâme des trafics, on doit bénir la mesure qui promet de
nous en délivrer.

Nul doute qu'en confiant aux mères le soin de nourrir
leurs enfants, on arrivera à de très-grandes économies ;
mais l'organisation d'un bon service de maternité ne bor-
nera pas là ses avantages : il améliorera encore nos institutions sociales, épurera nos mœurs, resserrera les liens
de famille si relâchés parmi nous ; et, en permettant de
fermer sans danger ces obscurs réduits que le crime a
tant de fois approché, il rendra tout abandon impossible.
Parmi les bienfaits que nous lui devrons encore, il en
est un surtout qui ne peut laisser de doutes sur son utilité, c'est la carrière de vie et de bonheur qu'il va ouvrir aux enfants que des circonstances malheureuses au-
raient pu condamner aux chances de l'exposition. Quand
on pense que sous le régime des tours, sur cent enfants abandonnés à la charité publique, il n'en est pas
dix qui parviennent à avoir un état dans la société et à
s'y créer une famille, peut-on, en présence de cette dé-
population vraiment effrayante, ne pas appeler de tous
ses vœux une institution qui. promet de rendre à l'agriculture comme à l'industrie tant de bras perdus pour elles ?

D'après tous ces considérants, nous pensons, Messieurs,
que l'organisation d'un service complet de charité maternelle, est l'institution d'urgence qui doit d'abord occuper
vos moments. C'est là le premier jalon que vous ayiez à
planter sur la route que nous avons pris la liberté de vous
indiquer en commençant ; route où vos lumières et votre
amour pour le bien public vous feront sans doute marcher à pas de géants. Notre avenir y est attaché.

Après vous avoir ainsi indiqué les réformes que né-
cessite si impérieusement l'organisation actuelle de nos
maisons hospitalières, et vous en avoir fait connaître l'insuffisance autant que l'inopportunité, nous allons maintenant examiner l'état de nos hospices, voir si au moins
ils sont plus capables de faire face aux besoins.

Cette sorte d'institution compose le second ordre des établissements dont nous avons regardé la formation régulière

et complète comme essentielle au perfectionnement de la santé publique.

Par le mot hospice, nous entendons désigner ici toute institution de bienfaisance, destinée à servir de retraite aux personnes que leur âge, leurs infirmités ou les maladies incurables dont elles sont atteintes, les mettent dans l'impossibilité de pourvoir autrement à leur subsistance. Qu'avons-nous pour faire face aux besoins toujours si pressants des individus qui se classent parmi nous dans les unes ou dans les autres de ces catégories? Une partie seulement des bâtiments de la Charité. Ici, nous sommes encore obligé de signaler la disproportion existant entre l'étendue du local et la population malheureuse qui peut d'un moment à l'autre venir y chercher un asile. Si les changements que nous avons proposés y étaient au moins opérés; si l'hôpital, c'est-à-dire, l'établissement réservé au traitement des malades qui n'ont besoin que de secours temporaires, disparaissait pour faire place à l'hospice, séjour qui doit être consacré à l'administration de soins continus et permanents, certes, l'espace en s'agrandissant ainsi, deviendrait bientôt suffisant pour le logement de tous les individus que les comités de charité jugeraient *aptes* à être reçus dans son enceinte; mais il faudrait alors pour l'harmonier avec cette destination unique, y faire quelques changements intérieurs et extérieurs, car, un hospice convenablement organisé, doit être avant tout un vaste atelier de travail, où chaque habitant puisse trouver le moyen d'employer utilement pour lui l'aptitude *manutante* qui lui reste encore. Il est donc nécessaire qu'il renferme, outre les salles destinées au logement des bonshommes, de vastes locaux pour le placement de métiers en rapport avec l'industrie la plus ordinaire aux pauvres de notre province.

Rien de plus utile à la santé que l'exercice d'un travail soutenu et proportionné aux forces de l'individu auquel on l'impose; rien aussi de mieux entendu en économie sociale que de faire retourner au profit d'une institution des bras encore capables d'agir utilement, et qui s'useraient, sans cette direction salutaire, dans l'oisiveté et

dans la débauche !... Voyez ce qui se passe maintenant à
la Charité, où l'encombrement ne permet pas d'utiliser
l'industrie des malheureux qui habitent cet établissement ?
que de bons-hommes encore vigoureux, que d'infirmes et
d'épileptiques à peine au milieu de leur carrière, qui
pourraient puiser dans un travail fortifiant et *oublieur*
de leurs peines morales une santé moins chancelante, et
trouver dans son produit honorable le moyen d'améliorer
leur piteuse situation, et qui périssent les bras croisés, là
la tête tournée vers les cuisines, attendant avec anxiété la
triste pitance que leur y prépare la charité publique. Que
l'on évite surtout cet écueil dans la réorganisation de ce
même hospice dont l'un des plus grands défauts est l'ab-
sence de tout travail. Vous demandez des économies... en
voilà une source qui, exploitée par des mains habiles, diminuerait de moitié au moins les frais d'entretien de tout
l'établissement. En appropriant la charité au service ex-
clusif des bons hommes du département, il faut donc la
disposer de manière à ce qu'elle puisse offrir à chacun le
moyen d'employer utilement le peu de force qui lui reste.

Mais après cette appropriation consommée, pourra-t-on
y recevoir sans encombre, tous les individus qui auront
des droits à cette triste faveur, en même temps qu'on y
séquestrera avec soin les incurables dont le hideux aspect, ou la perversion de l'intelligence tendent à troubler
incessamment l'ordre public, ou à jeter l'épouvante et
l'horreur dans la société. Si des comités de charité, n'étaient
pas placés entre les besoins et l'établissement, pour en
faire accorder ou refuser l'entrée, nul doute qu'il ne fût
bientôt insuffisant pour contenir la foule d'indigents qui
se presserait à ses portes. Mais sous leur inspection éclairée et à l'aide des secours à domicile qu'ils sauront répandre et proportionner à l'état de misère des réclamants,
nous pensons qu'il sera toujours suffisant; d'autant plus
que les progrès de notre civilisation tendent à diminuer
bien sensiblement le paupérisme parmi nous : bientôt, nous
l'espérons du moins, loin d'être trop petit, il sera hors de
toute proportion avec l'exiguité des besoins.

Afin de ne pas réunir une trop grande population sur

le même point, il serait désirable, sans doute, qu'on pût ouvrir à notre hospice-général, des succursales à Loches et à Chinon, et que même on formât dans plusieurs points du département des colonies agricoles, où le vieillard, habitué aux travaux des champs, pourrait utiliser au moins les forces qui lui restent encore à user, et le paysan infirme ou valétudinaire se livrer à des occupations rustiques, compatibles avec ses goûts et ses habitudes. Ce sont là, sans doute, de bien souhaitables améliorations et qui n'entraîneraient pas à de grandes dépenses. Nous nous bornerons cependant à les indiquer à votre philantropie, laissant au temps à les opérer. Pour le moment, nous ne voulons nous occuper que de la Charité, qui nous paraît suffisante pour l'accomplissement de nos projets : qu'on la consacre exclusivement à l'habitation et au travail des bons hommes du département, et ce sera un grand pas de fait vers un meilleur avenir !

Ici, comme dans l'organisation du service de maternité, la condition essentielle pour réussir est la coopération efficace des comités de charité, institués à cet effet, dans toutes les communes du département, et c'est en quelque sorte à leur bon vouloir qu'est attaché le succès de l'entreprise. Connaissant parfaitement les ressources des individus, et pouvant apprécier avec équité leurs droits à l'assistance publique, c'est par leur entremise seulement que peut s'établir un service régulier. Ce sont eux qui devront faire ouvrir ou fermer les portes de l'établissement. Ils auront en outre au nombre de leurs travaux les plus importants, la distribution des secours à domicile. Ce sera sous leur paternelle surveillance que chaque pauvre en santé recevra, non de l'argent, mais du travail, ou un genre d'occupation qui pourra lui en procurer proportionnellement à ses besoins; et, en état de maladie, des soins médicaux et des aliments suffisants pour le rétablir d'abord et soutenir ensuite sa frêle existence. C'est par ces distributions de tous les instants et de toute nature, que les comités de charité empêcheront une foule de vieillards, de venir chercher dans un hospice des secours qui, donnés dans le sein même de leur famille, leur seront bien

plus profitables , et leur sauveront en quelque sorte les angoisses d'un adieu éternel aux lieux qui les ont vu naître ,
et les chagrins d'un exil sans fin ! Avec le service de ces comités étendu ainsi à tous les pauvres, à tous les nécessiteux
valétudinaires , ou en santé , bientôt les hospices comme
les hôpitaux, n'auront plus parmi nous qu'une utilité très-
secondaire ; voilà bien l'institution qu'il faut favoriser
avant toute autre, car elle nous promet économie et amélioration dans la santé publique.

Nous venons de voir l'action puissante que ces comités
communaux de charité, peuvent exercer sur l'état de la population de nos hospices. Si nous calculons maintenant tout
ce qu'ils pourraient faire pour la cicatrisation de la plaie la
plus hideuse , la plus enracinée que nous ayons dans notre
sociabilité actuelle , *la mendicité*, nous ne pourrons que
souhaiter plus ardemment encore qu'ils soient prompte-
ment institués et revêtus de l'autorité morale que doit faciliter l'exécution de leurs importants travaux. Comme le
paupérisme exerce l'influence la plus fâcheuse sur l'état
sanitaire d'un peuple, nous ne croyons pas nous éloigner
de notre sujet, en arrêtant un moment votre attention sur
les moyens de le détruire dans notre département.

Il nous semble qu'avec des comités communaux de
charité publique, convenablement organisés, il ne faut
que vouloir détruire la mendicité pour qu'elle soit éteinte
parmi nous. Que sous leur direction, on fasse ouvrir dans
nos villes des ateliers de travail, où chaque pauvre trouvera un genre d'occupation à peu près approprié à la nature de son industrie ; qu'on destine dans les campagnes,
la culture de certaines propriétés communales aux vieillards , aux infirmes, et surtout aux pauvres, qui n'ont
point d'ouvrage , et bientôt nous n'aurons plus de mendiants , du moins de ces mendiants dignes encore de la
commisération publique, mais seulement des vagabonds
qui , préférant à d'honnêtes occupations le vil métier de
tendre la main, aiment mieux se vautrer à loisir dans le
bourbier de leur infamie, que de rentrer purs et honnêtes
dans le sentier du devoir.

Ce n'est qu'en donnant ainsi à chaque mendiant le genre

de travail qui convient à son industrie particulière qu'on
pourra le forcer avec justice à s'occuper utilement ; car,
sans cette précaution indispensable, il serait toujours fondé
à vous dire, si vous voulez que je travaille, donnez-moi
des occupations en rapport avec mes moyens d'exécution :
je suis laboureur, et vous voulez faire de moi un passe-
mentier, un drapier, alors que mes mains roidies par l'u-
sage de la bêche et de la pioche, ne peuvent plus se ployer
à de pareils travaux ; conduisez-moi aux champs, rendez-
moi à leur culture et je travaillerai : jusque-là je me re-
pose. Pour couper court à de semblables récriminations et
qui tuent, nous pouvons le dire, tous les établissements
de travail à population incohérente, il est une condition
essentielle à remplir, c'est de mettre chaque travailleur à sa
place ; laissez le pauvre citadin dans les ateliers qui lui sont
ouverts dans la ville où il est habitué de s'employer ; ne sortez
pas non plus le campagnard du cercle de ses occupations
habituelles, qu'il reste dans le village qui l'a vu naître, et
y cultive le champ que lui confiera le comité de charité de sa commune : c'est seulement en suivant cette
marche qu'on parviendra à faire travailler tout le monde ;
rien de moins difficile à trouver que du travail, surtout
pour les habitants des campagnes, et jamais occasion n'a été
plus favorable pour y éteindre la mendicité. De tout côté
on perce des routes, on creuse des canaux : qui peut empêcher d'employer les pauvres à ces grandes entreprises.
Dans peu on aura besoin aussi pour les entretenir d'une
nombreuse armée de cantonniers, pourquoi ne pas la re-
cruter parmi eux? Ce n'est qu'en donnant aux secours
publics cette direction salutaire, en indemnisant le pauvre
des torts de la fortune, par un travail lucratif, et non par
de l'argent, que l'on verra bientôt le village le moins
étendu, comme le bourg le plus populeux, sans un seul
mendiant à nourrir.

Il en sera de même dans les villes, où l'industrie ac-
quiert tous les jours de nouveaux développements ! Elle a
surtout besoin de bras ; entendez-vous avec elle pour
qu'elle emploie utilement ceux que vous êtes obligés de
nourrir à ne rien faire, et si un travail proportionné à leurs

forces ne leur donne pas des labeurs suffisants pour les
faire vivre, aidez-les par de légers secours à domicile,
et nos cités bientôt, grâce à la vigilance et à la justice des
comités de charité, n'auront plus de mendiants dans leurs
murs. Nous entendons toujours parler de cette classe de
pauvres, intéressants par leurs malheurs mêmes, et que
le défaut de travail ou les glaces de l'âge, obligent seuls
à implorer l'assistance publique! et non de cette foule de
vagabonds éhontés, sans feu et sans asile, qui n'ont d'autres plaisirs que de gueuser dans nos rues ou d'aller s'eni-
vrer dans nos tavernes les plus dégoûtantes! quelle que soit
la bonne direction que vous donniez à vos institutions de
bienfaisance et la quantité de secours que vous fassiez répandre à domicile, jamais vous ne les arracherez à leur
vie crapuleuse, si vous n'avez que des avis et des répri-
mandes à opposer à leur volonté inébranlable de ne rien
faire! Ce n'est qu'en déployant la force que vous pourrez
vaincre leur opiniâtreté sur ce point. Envers des êtres ar-
rivés à ce degré d'abjection, il faut des mesures en rapport d'énergie, avec la résistance.

Voilà, messieurs, la place des dépôts de mendicité : c'est en
quelque sorte comme un épouvantail qu'ils doivent apparaître au milieu des autres moyens d'extinction du paupérisme:
enfermer, dans le même réduit, le pauvre qui n'a point d'ouvrage, l'infirme qui ne peut plus travailler, avec le vagabond,
malheureux seulement par le genre de vie infamant qu'il a
choisi, serait la plus grande des injustices. Avant d'être
séquestré dans un dépôt de mendicité, il faut en quelque
sorte avoir descendu toute l'échelle du paupérisme, et
être arrivé à ce degré d'abaissement moral, où il n'y a
plus que la force qui puisse être entendue! C'est avec le
soin le plus scrupuleux que l'on doit choisir les habitants
d'un pareil réduit, afin de ne pas imposer injustement
ce flétrissant séjour à des pauvres qui ne sont que malheureux! L'humanité comme la justice exigent qu'avant
d'employer ce moyen extrême de répression, on ait
épuisé tous les autres, et ce n'est toujours que sur le mendiant, en délit de récidive qu'il peut être immédiatement
appliqué. De là, la conséquence qu'on ne doit pas consi-

dérer un dépôt de mendicité comme un asile devant être ouvert indistinctement au malheur comme à l'infortune ; mais bien comme un lieu de correction *où le travail est toujours obligé et la punition voisine de la faute.* C'est sous ce dernier aspect qu'on doit l'envisager, si l'on veut en bien sentir l'utilité réelle : car ce n'est en définitive qu'un complément nécessaire des institutions qui viendront forcément échouer contre des cœurs aussi endurcis que ceux des mendiants de profession. C'est donc le besoin de mettre un frein aux excès de ces misérables, qui a décidé la formation des dépôts de mendicité, et comme ils ne peuvent remplir leur but, que par la séquestration **la** plus complète et la plus absolue des individus qu'on y enferme, ils doivent nécessairement être isolés de toute habitation et inaccessibles à tous autres pauvres, qu'à ceux dont on veut entreprendre la régénération morale.

Un dépôt de mendicité pour le département suffirait, sans aucun doute, à tous les besoins. Il est bien peu de mendiants en effet qui voudront, à l'avenir, en ne se livrant pas à des travaux proportionnés à leurs forces, aller y courir les hasards d'un séjour plus ou moins prolongé, et puis la crainte salutaire portée par son nom seul dans le cœur du plus grand nombre de nos pauvres suffira, nous n'en doutons pas, pour les rappeler à des penchants plus honnêtes et à un genre de vie moins reprochable.

C'est entouré de l'appareil imposant de mesures correctives toujours redoutées du coupable, et de la certitude d'un travail sans fin, plus affreuse encore pour le mendiant qui ne voit rien au-delà des peines d'une occupation soutenue, que doit toujours apparaître un dépôt de mendicité aux yeux de ceux qui peuvent en redouter le flétrissant séjour !... Dépouillé de ce cortége menaçant, il n'aurait plus le même empire sur leur imagination troublée à son aspect. Qu'on ne se méprenne donc pas plus longtemps sur le but de cette institution, car ses habitants ne doivent pas être comme dans un hospice, entourés des soins les plus affectueux, ou bien comme dans un atelier de travail, soutenus à propos, par des secours donnés aux glaces de l'âge, autant qu'au besoin d'un repos prolongé ; il y a chez eux

3

un mauvais vouloir qu'il faut vaincre d'abord ; des mœurs dépravées qu'il faut changer; des goûts honteux qu'il faut éteindre ; et comme sa force morale est tout entière dans la crainte salutaire qu'il inspire, la lui ôter c'est le réduire à la condition d'un simple asile de bienfaisance et que le vagabond ne craindra plus d'habiter, alors qu'il saura qu'on y peut vivre sans manger un pain trempé des sueurs d'un travail obligé. En imprimant aux dépôts de mendicité cette fâcheuse direction, bien loin de favoriser la destruction du paupérisme en France, on en activera, au contraire, la rapide expansion, par la nouvelle facilité qu'on donnera ainsi aux mendiants de pouvoir vivre sans travailler.... Montrez-vous bons envers les bons ; mais au moins, soyez justes et sévères avec les méchants ; donnez des places dans vos hospices aux premiers, et bâtissez pour les seconds des dépôts de mendicité, tels que les veut la loi, et tels que les demande une répression malheureusement devenue trop nécessaire.

Voilà quels sont les moyens à employer pour comprimer d'abord, puis, par suite, pour éteindre la mendicité dans notre département.

Les dépenses, pour arriver à un but aussi désirable, seront loin d'être ici en proportion avec les avantages. Le seul établissement vraiment coûteux sera le dépôt de mendicité. Cependant comme on peut tout en faisant face aux besoins, l'ouvrir sur une petite échelle, pour 100 vagabonds par exemple, avec moins de 80,000 fr., on pourra arriver aisément à sa complète organisation ; la somme diminuerait encore, s'il était possible de trouver dans les environs de Tours d'anciennes constructions qu'il ne faudrait plus qu'approprier à cette nouvelle destination. Quant aux ateliers de travail, on pourrait fort bien les mettre à l'entreprise, et parvenir de telle manière à couvrir toutes les dépenses par les bénéfices qu'elles offriraient successivement. Pour les colonies agricoles, multipliables à l'infini, aucune dépense n'est à faire, si on excepte pourtant l'achat des instruments aratoires, couvert bientôt par les produits des terrains qu'ils serviront à cultiver ; voilà tout ce qu'on

aura à dépenser : ateliers de travail , colonies agricoles ,
le tout exploité par des bras non-seulement improductifs ,
mais encore à la charge de la société tout entière. Quelle
grande amélioration introduite dans nos institutions !
quelle source inépuisable de richesse , qu'il ne faut que
savoir exploiter pour en retirer les plus beaux produits !

Mais ce n'est pas seulement sous le rapport financier
que doit être considérée l'extinction de la mendicité , car
elle ne peut manquer aussi d'avoir en même temps une
grande influence sur la santé publique. Qui ne connaît les
épidémies meurtrières dont le paupérisme est si souvent
le foyer? les dégoûtantes maladies de peau qui le défigu-
rent et le rendent un objet d'horreur ; enfin les difformités
repoussantes dont il semble se parer les jours de fête, pour
mieux attirer notre commisération et surtout nos larges-
ses!.... Disparaissant avec lui , l'espèce humaine , nous
n'en doutons pas, y trouvera des avantages en *longévité*
comme en *perfectibilité corporelle,* qui lui feront bénir la
main qui saura les en délivrer!...

Terminons à ceci ce que nous avions à dire sur les hospices et sur les établissements de mendicité. Nous ne revien-
drons pas sur les dépenses où pourraient entraîner la réforme
du seul hospice que nous vous ayions demandé ; nous ne
cherchons même pas à les fixer approximativement ; nous
vous laisserons ce soin. Pesez , messieurs, les avantages
de l'institution avec les sommes à dépenser , et décidez-
vous, après un mûr examen ; nous remettons la cause de
l'humanité en vos mains : certes nous ne pouvons pas la
mieux placer.

Il ne nous reste plus maintenant qu'à vous entretenir
des institutions qui doivent, par les heureux changements
qu'elles opèreront dans la santé publique , faire diminuer
progressivement la population de nos hôpitaux comme
celle de nos hospices , et par suite de ces améliorations ,
les rendre sinon inutiles au moins d'une importance tout à
fait secondaire. Ce serait sans doute un jour de triomphe
pour notre civilisation , que le jour où l'on pourrait , sans
danger , fermer tous nos établissements hospitaliers ; mais
comme il est encore loin de nous , il faut toujours , afin de

l'attendre sans inquiétude, les perfectionner comme si ils ne devaient jamais tomber! Si quelque chose, cependant, peut hâter l'aurore de ce jour si désirable, c'est sans contredit un bon service de secours à domicile exercé concurremment par des comités communaux de bienfaisance et par des médecins de canton. Ce sont là deux institutions dont l'importance incontestable fait vivement désirer la prompte organisation.

C'est un mot qui revient souvent sous notre plume que le mot organisation, et comme l'on n'organise pas sans dépenser, on pourrait croire, d'après cela, que les améliorations que nous avons déjà eu l'honneur de soumettre à votre jugement éclairé ne tendent à rien de moins qu'à vous conduire à des dépenses hors de toute proportion avec vos ressources. Heureusement il n'en est point ainsi, car les bases de notre système sanitaire sont en grande partie posées sur des établissements purement gratuits. Nous ne dérogerons pas en ce moment aux règles d'économie que nous nous sommes imposées, et si l'urgence du besoin nous oblige à vous demander un honorable salaire pour les travaux des médecins de canton, nous vous proposerons en même temps des comités de secours, dont l'organisation et l'entretien ne vous obligeront à aucune dépense nouvelle.

Voilà, aussi, bien des commissions à instituer! Comment trouvera-t-on dans nos communes rurales, dont les habitants sont pour la plupart livrés exclusivement à l'agriculture, des capacités suffisamment développées en économie politique pour bien sentir l'importance du mandat qui leur sera donné, alors qu'ils se verront appelés à siéger dans un comité de charité publique ou dans une commission de secours maternels? Nous pensons que dans de semblables localités on pourra réunir, sans désavantage notable, ces trois commissions, dont le but et le genre de travail sont à peu près les mêmes, quoique les noms soient différents; et grâce au zèle du maire, à la charité du curé, et surtout aux lumières du médecin de canton, qui devra toujours prendre part aux délibérations de ces comités, ou de ce comité si l'état des choses commande la

fusion dont nous parlons, on trouvera partout des éléments de succès suffisants pour atteindre le but. Avec l'a-
mour du bien public on va loin, même sans intelligence
très-développée ; on consulte son cœur et non son esprit,
qui souvent vous égare par les idées systématiques dont il
est imbu, tandis que le cœur ne trompe pas....

Pour former ces commissions, soit de secours à domicile, soit de charité publique et de soins maternels, il
suffira toujours de réunir dans chaque commune, sous la
présidence du maire, les hommes les plus recommanda-
bles par leur humanité, leur zèle et leur dévouement à
la cause sacrée du malheur et de la souffrance, pour les
constituer de manière à ce qu'elles puissent marcher sûre-
ment dans la route des améliorations ; on y agrégera aussi
avec avantage le curé ou le desservant.

Ces comités, dont l'action conservatrice s'étendra à tout
ce qui intéresse la santé publique, ne devront pas se bor-
ner à donner des secours à l'homme en état de maladie,
mais encore à éloigner de lui toutes les causes qui peuvent altérer ses forces physiques ou pervertir son intelligence. Placés au milieu des besoins, connaissant le passé
comme le présent des individus qui viendront réclamer
leur assistance, aucun pouvoir humain ne peut avec plus
de justice qu'eux présider à la distribution des secours que
la charité publique destine aux pauvres de la commune.
C'est par l'intermédiaire de ces mêmes comités que l'autorité connaîtra la situation médico-sociale des habitants ;
qu'elle sera instruite des causes qui, dans certaines localités, s'opposent invinciblement aux améliorations qu'elle
veut y introduire ; ainsi que des moyens qu'elle doit mettre
en pratique pour triompher d'une résistance sans fonde-
ment raisonnable.

Des fonctions aussi étendues et qui demandent surtout
des connaissances profondes en hygiène et en économie
politique seraient difficilement accomplies par ces comités,
si des médecins de canton n'y venaient pas, par leur instruction spéciale, éclairer les discussions qui pourront
s'élever dans leur sein, et y remplir en quelque sorte un
ministère accusateur des abus qui compromettent la vie

des hommes, en même temps qu'il y sera le propagateur des idées utiles au perfectionnement de notre état social : c'est particulièrement à l'institution de ces fonctionnaires que nous semblent attachées toutes les améliorations, en matière de santé publique, dans les campagnes. Ce n'est pas sans dessein que nous désignons ici ces médecins, par le nom de fonctionnaires ; notre intime conviction étant qu'on n'arrivera jamais au but, tant qu'on n'en fera pas de vrais magistrats de santé, dégagés de tout lien de clientèle comme de tout intérêt étranger à l'espèce de sacerdoce dont on les revêtira, en leur confiant la direction sanitaire d'un arrondissement.

Dans beaucoup de gouvernements étrangers, et surtout en Allemagne, les médecins de canton existent depuis long-temps. En France même, quelques départements ont suivi leur exemple. Si, nulle part encore, on n'a retiré de cette institution tous les avantages qu'elle est susceptible de procurer, c'est qu'on n'a pas suffisamment senti qu'il fallait, en les rétribuant convenablement, avoir le droit d'exiger d'eux qu'ils renonçassent à tout autre exercice qu'à celui que leur impose leur titre de médecin de canton ; sans cette limitation, vraiment indispensable, jamais on arrivera à la formation d'un service médical de bienfaisance régulier, et s'harmoniant avec les besoins comme avec les ressources de chaque localité, car ce n'est pas seulement pour avoir une pratique sans partage, que nous proposons de dégager nos médecins de canton de tout lien de clientèle ; mais encore pour établir entr'eux et les officiers de santé des communes, une liaison intime et nécessaire au bien du service, et qui ne parviendrait jamais à se former, tant que la crainte de se voir enlever certains malades riches, tout en ayant l'air de ne vouloir donner des soins qu'aux pauvres, pourra entrer dans la tête des praticiens de campagne. Comme il est essentiel de détruire entr'eux tout esprit de rivalité, il faut nécessairement sortir les médecins de canton de la ligne ordinaire, en leur faisant une position sociale qui les mette à même de renoncer sans désavantage à toute pratique rétribuée. Sans cette condition point de liaison possible, et par conséquent aucun résultat avantageux d'un concours qui pourrait être si profitable aux malades.

Il est une considération morale qui impose non moins impérieusement la nécessité que nous signalons ici, de créer une position spéciale aux médecins de canton, c'est l'influence qu'ils doivent raisonnablement exercer comme médecins légistes, sur les décisions des tribunaux et sur celles du jury. Nul doute qu'en les dégageant de tout lien de clientelle, en les rapprochant de la magistrature par l'indépendance, qui en fait toute la force morale, on augmentera la confiance qu'on doit naturellement avoir dans leurs décisions, ce sera en quelque sorte un degré d'autorité de plus que l'on donnera à leurs actes. A l'écart du flot des passions, et des misérables intérêts d'argent qui font mouvoir le commun des hommes, leurs opinions auront beaucoup plus de portée sur l'esprit des juges, et particulièrement sur celui des jurés, qui ne pourront plus voir en eux que les organes de la vérité.

En demandant cette situation exceptionnelle pour nos médecins légistes de canton, nous sommes loin d'en vouloir tirer la conséquence qu'il faut y être placé pour rendre des décisions pures de tout intérêt particulier ; nous ne ferons pas cette injure aux nobles sentiments qui animent la plupart de nos confrères. Ce n'est pas leur prévarication que nous craignons, mais le soupçon qui peut naître dans le cœur des juges qui, voyant toujours en eux des hommes avant d'y voir des médecins, peuvent attribuer à de vénales intentions ce qui n'est que le cri de leur conscience ; et ne pas attacher ainsi à leurs opinions toute l'importance qu'elles méritent moralement et légalement. Vous avez été jurés, messieurs, rappelez-vous combien de fois, par l'obscurité dont on semblait à dessein entourer les idées de médecine criminelle qui vous étaient soumises, vous avez regretté de ne pouvoir pas croire, sans restriction, aux rapports des médecins légistes improvisés pour l'intérêt de la cause : c'est dans l'intention de rassurer vos esprits et d'en chasser jusqu'à l'ombre du doute, que nous vous proposons de placer ainsi en dehors de tout esprit de clientelle, les praticiens qui, à l'avenir, seront chargés du pénible mais honorable exercice de la médecine légale dans les campagnes, exercice dont l'irrégularité et l'insuffisance ont tant de fois alarmé vos consciences. Combien de coupables, en effet, y échappent journellement au glaive de la loi, faute de renseignements bien précis sur leur état moral avant la perpétration du crime; et combien aussi d'innocents, par incapacité intellectuelle, sont placés sur les bancs du crime, faute d'un rapport médico-légal, suffisamment explicatif de leurs antécédents! Que faut-il faire pour combler cette lacune vraiment déplorable? confier aux seuls médecins de canton le soin de rapporter devant les tribunaux, eux qui seront par état les inspecteurs-nés des populations de leurs arrondissements. C'est le seul moyen de mettre un terme aux abus monstrueux qui se commettent incessamment dans cette partie de la science, la plus difficile, il faut bien le dire, à exercer dignement; et de porter ses lumières jusque dans le sanctuaire de la justice! Si vous voulez arriver à ce grand perfectionnement et donner à la médecine légale toute la considération dont elle a besoin pour accomplir ses hautes destinées, créez lui des organes spéciaux et indépendants, et vous arriverez à n'avoir plus, pour le service des campagnes, que des médecins criminalistes, éclairés et impassibles comme la loi.

Cette obligation, toutefois, ne sera pas difficile à remplir, et les sacrifices qu'elle vous imposera trop peu considérables pour vous empêcher de faire ce pas remarquable dans la route du progrès. C'est d'ailleurs une institution indispensable que les médecins de canton, et que bien certainement on vous imposera d'ici à quelques années! Ainsi, en marchant en avant, vous aurez au moins le mérite de l'innovation. Peut-être ne les organisera-t-on pas sur le patron que nous leur taillons ici. C'est une raison de plus pour nous de faire ressortir avec force les avantages qu'il nous semble avoir sur tout autre. Une fois adopté chez nous, nos voisins, sans doute, s'empresseront de suivre notre exemple; ce sera alors que nous pourrons nous dire un département modèle.

Partout on sent le besoin de créer des médecins de canton, sans y attacher toute l'importance que mérite cette institution. On ne semble vouloir que des *guérisseurs de pauvres*, tandis qu'elle peut bien, avec ce précieux avantage, offrir des redresseurs d'abus sanitaires, des moniteurs d'idées utiles à la conservation comme au perfectionnement de l'espèce; des destructeurs du charlatanisme et des préjugés qui déciment la population de nos campagnes : des médecins politiques enfin, dans l'acception la plus étendue du mot. Voilà pourquoi, sans doute, on propose de ne leur assigner qu'un traitement de 800 fr. : ne faisant pas attention qu'en les forçant ainsi à continuer l'exercice d'une médecine rétribuée, ils n'auront que bien peu de temps à donner à la pratique des pauvres : de là nécessité de les multiplier, d'en avoir un, sinon par commune, au moins par circonscription très-bornée et par suite le besoin d'en porter le nombre à plus de *quarante*, tandis qu'avec des médecins de canton exclusivement affectés au service d'une médecine non rétribuée, *dix* au plus seront suffisants pour faire face à toutes les exigences des localités. Qu'au lieu de 800 fr. on porte leur traitement à 3,000 fr. et sans rien dépenser de plus on aura la certitude au moins d'avoir donné à l'institution des éléments de prospérité qui assurent ses succès futurs.

Ce sera donc 30,000 fr. que les communes seront obligées de s'imposer pour jouir sans partage d'une médecine aussi libérale. Certes, elles ne reculeront pas devant une charge aussi légère, en présence des nombreux avantages qu'elle leur assure d'une manière aussi positive. Le poids de cette nouvelle charge sera d'ailleurs allégi par la suppression totale des frais de vaccination; les médecins de canton, devant être chargés de la propagation de cette précieuse découverte, et qui, certes, a besoin d'un appui aussi désintéressé pour vaincre la *force d'inertie* qui s'oppose incessamment à son expansion dans les campagnes. Nouveau motif pour les doter de ces fonctionnaires. Par l'abolition des frais de tournée des médecins d'épidémies, qu'ils remplaceront avec avantage, et étant toujours là pour arrêter les ravages de ces cruels fléaux. Enfin, avec les médecins de canton, il n'y aura plus de frais de justice à payer : déduction faite de toutes ces dépenses, ce sera à peine 20,000 fr. que coûtera au département l'institution de cette nouvelle magistrature. Mettons dans la balance les nombreux avantages qu'en retirera la société, et voyons de quel côté elle penchera :

Le premier, et l'un des plus importants, sans doute, sera de pouvoir faire soigner tous les pauvres à domicile, et de sauver ainsi, aux quatre cinquièmes au moins, la nécessité où ils sont aujourd'hui d'aller s'exiler dans les salles d'un hôpital lointain, pour y trouver un soulagement qu'il serait si facile de leur procurer chez eux. Aux frais du déplacement, aux peines du voyage, à l'incertitude et à l'inefficacité d'un traitement trop tard appliqué, succèderont l'inappréciable bienfait d'être traité en place et l'assurance d'avoir le secours à l'instant du besoin : économie d'argent ; économie de temps ; économie d'hommes, voilà les avantages que peuvent nous procurer les médecins de canton considérés comme praticiens de bienfaisance.

Comme Hygiénistes, nous leur en devrons de non moins précieux. Ils surveilleront l'état sanitaire des communes, indiqueront aux commissions de secours les moyens à employer pour dissiper les causes d'insalubrité, qui, tôt ou tard, y développeraient des épidémies plus ou moins meurtrières ; là ils feront assainir une mare infecte ; ici un cloaque sans issue ; et partout disparaître ces tas de végétaux en putréfaction, foyers permanents des miasmes les plus délétères ! Leurs soins vigilants, en faisant mettre l'ordre et la salubrité là où règne la confusion et l'inobservance des lois de l'hygiène, retremperont, si nous pouvons dire, la vie des malheureux habitants des campagnes, en butte à des causes de destruction qui, pour être lentes et presqu'insensibles dans leurs effets, n'en finissent pas moins par en faire leurs victimes.

Comme médecins criminalistes, ils feront tous les rapports en justice : instruits comme ils le seront par une longue expérience et l'habitude de voir, ils pourront donner aux tribunaux et au juri les renseignements les plus précis sur la capacité criminelle de chaque accusé, et dissiper

ainsi tous les doutes que des médecins légistes, moins éclairés, pourraient laisser dans leurs esprits.

Médecins politiques, ils s'occuperont de l'amélioration
de l'espèce : surveilleront l'éducation physique des enfants;
combattront en eux les directions vicieuses que pourraient
prendre certains organes, et par là empêcheront le développement de ces infirmités hideuses, sur l'accroissement
desquelles certains parents ont l'infamie d'appuyer leur
avenir. Redresseurs, si nous pouvons dire, des écarts de la
nature comme du mauvais vouloir des hommes, ils pré-
pareront à la race humaine une perfection que l'insuffisance de nos institutions actuelles ne peut pas lui pro-
mettre.

Les habitants des campagnes sont, vous le savez, messieurs, des victimes qui s'offrent toujours en holocauste
aux premiers charlatans qui se présentent pour exploiter
leur crédulité. Le moyen de mettre un terme à ce débor-
dement, c'est de charger les médecins de canton du soin
de les réprimer : eux seuls peuvent détruire *ces hydres à
cent bouches* toujours si difficiles à atteindre et à terrasser.
Ils seront surtout en mesure de le faire par la force morale
que vous leur aurez donnée en leur créant une situation
indépendante, tandis que les médecins ordinaires y feraient
de vains efforts; car l'astuce de leurs adversaires trouverait
toujours dans un vil intérêt, eux qui ne sentent que cet ai-
guillon impur, des armes suffisantes pour repousser leurs
coups! Voulez-vous détruire le charlatanisme, confiez-en
la répression à des hommes à qui l'on ne puisse pas dire :
vous ne le combattez que parce qu'il compromet vos
intérêts.

Il est un autre avantage que les communes pourront
encore devoir aux médecins de canton, c'est la destruction
des préjugés qui en déciment journellement les malheureuses populations. Éclairées par eux sur certaines pertur-
bations célestes, dont l'apparition instantanée quoique
très-naturelle ne les jette pas moins, à cause de leur ignorance, dans les angoisses de la consternation et du déses-
poir, elles apprendront à ne plus trembler devant des
phénomènes qui n'annoncent ni vengeance ni colère! Vou-

lez-vous y détruire sans retour l'empire des superstitions et le règne des préjugés, instruisez vos paysans, et comme il leur faut de la science à bon marché, et sortie d'une source dont ils ne puissent pas soupçonner la pureté, donnez-leur des professeurs indépendants et désinté-ressés.

Voilà une partie des bienfaits qu'on peut attendre de l'institution des médecins de canton. Personne mieux qu'eux, dégagés ainsi qu'ils le seront de tous autres liens sociaux, que ceux de la position que vous leur aurez faite en les instituant, ne pourraient aussi aisément en doter nos campagnes ! Ne contrebalancent-ils pas, bien les 20,000 fr., qu'elles seront obligées de payer et qu'elles s'empresse-ront d'offrir, nous n'en doutons pas, pour jouir prompte-ment des avantages d'une pareille institution. Hâtez-vous, messieurs, car ce qui est mérite aujourd'hui, de-main peut-être sera obligation.

C'est donc en instituant des comités de secours à domi-cile et de charité publique dans les communes, et des mé-decins de canton (dont l'étendue des arrondissements sera limitée d'après la somme des besoins) que l'on pourra voir enfin diminuer la population de nos hôpitaux, et par suite arriver à la clôture du plus grand nombre. Un ré-sultat aussi désirable, doit nécessairement les faire met-tre en première ligne des établissements utiles à former, comme ce sont en effet les premiers anneaux de cette chaîne conservatrice des hommes que nous voulons former, où tout, en se liant avec art, doit n'avoir qu'un but, l'a-mélioration la santé publique ! Ces deux institutions une fois debout, toutes les autres viendront pour ainsi dire se ranger d'elles-mêmes dans l'ordre qu'elles doi-vent y occuper, et l'œuvre se complètera ensuite, favorisée par le temps et les lumières du siècle.

Nous irons plus loin, messieurs, soutenus comme nous le sommes par la conviction intime que nous avons acquise de l'utilité indispensable des médecins de canton, nous nous permettrons de vous dire que quand même vous ne jugeriez pas nécessaire de créer tous les établissements sa-nitaires que nous venons d'indiquer à votre philantropie,

vous n'en devriez pas moins doter nos campagnes de cette
précieuse institution. Il est bien certain que pour retirer de
sa création tous les avantages qu'elle peut offrir, il serait
bon qu'elle fût aidée dans son action sanifiante par une
foule d'autres établissements tendant au même but; mais
enfin, si cette grande organisation vous paraît au-dessus
de vos moyens d'exécution, que cela ne vous empêche
pas d'instituer les médecins de canton; ce sera toujours un
grand bienfait que vous devront les communes. Car,
même dans l'état d'isolement où les placera ce nouvel ordre de choses, ils n'en accompliront pas moins les travaux
les plus importants; soit qu'on les considère comme médecins légistes, soit qu'on les envisage comme praticiens
de bienfaisance. Ici rien ne peut enchaîner votre amour
pour le bien public, les dépenses? vous pouvez y faire
face, soit en demandant aux communes des souscriptions
qu'elles s'empresseront d'ouvrir, soit en les frappant de
centimes additionnels qu'elles paieront avec plaisir, vu
l'urgence des besoins et la certitude du succès : choisissez
entre ces deux moyens.

Voilà, messieurs, les institutions sanitaires sur lesquel-
les nous avons voulu fixer plus particulièrement votre attention : avant de terminer, il nous paraît essentiel de vous
rappeler en peu de lignes, les améliorations que nous
avons pris la liberté de vous y demander, au nom de la
santé publique. Elles peuvent se formuler ainsi.

S'opposer par l'établissement d'hôpitaux et d'hospices
en rapport de spécialité avec la nature des besoins au
malheureux système de centralisation qui tend à faire
réunir dans un même local, toutes les misères de notre
département, sans réfléchir que cette tentative est inhumaine, anti-sociale, dépopulatrice et par-dessus tout impossible! à cette occasion nous vous avons présenté un
projet d'amélioration progressive de nos établissements
hospitaliers qui peut très-bien en s'harmoniant avec nos
ressources, satisfaire à tous nos besoins.

Passant à l'examen d'établissements d'une utilité plus
indispensable encore, nous nous sommes permis de vous
faire sentir de nouveau le besoin de changer immédiate-

ment la situation toujours aussi déplorable de nos aliénés ;
soit en leur créant un asile spécial , soit en confiant à des
médecins particuliers le soin de les traiter. L'hospice général ne pouvant jamais, quelles que soient les modifications
qu'on imprime à son régime intérieur ou les nouveaux édifices dont on encombre ses entours, leur donner des soins en
rapport avec la nature de leurs infirmités , et nous oserons
dire la spécialité toute particulière de leur état.

Nous avons ensuite appelé votre attention sur la nécessité
de créer parmi nous un service complet de maternité s'exer-
çant tant à domicile que dans des maisons spéciales d'accou-
chements ; et rattachant à cette institution si pleine d'avenir le sort des enfants trouvés , nous avons fait ressortir
comme conséquence de ce nouveau système , le besoin
d'imposer aux mères l'obligation de nourrir elles-mêmes
leurs enfants.

Appréciant ensuite les titres que les glaces de l'âge , la
misère ou de cruelles infirmités pouvaient donner à certains individus à être admis dans nos hospices , nous
avons à ce sujet considéré la mendicité sous le rapport de
son influence sur la santé publique , et exposé les moyens
de la détruire parmi nous, et si nous ne sommes pas sous
le charme d'une utopie trop séduisante, nous pensons que
la marche que nous avons proposé de suivre en cette occasion ne manquera pas d'atteindre le but.

En demandant l'institution de comités de charité dans
les communes , nous avons voulu arriver d'abord à une
connaissance plus exacte des besoins , puis à une répartition plus égale des secours. Appréciant l'heureuse influence
qu'elles peuvent exercer sur la santé publique , nous avons
attaché à leur création l'avenir de tous nos établissements
de bienfaisance.

Enfin pour donner une base solide à toutes ces institutions et établir une liaison plus intime entre les campagnes
et les villes , sous le rapport au moins des lumières et de
la perfectibilité sociale, nous vous avons proposé l'institution de médecins de canton , en vous faisant observer que
dans le cas même ou vous ne croiriez pas pouvoir, à cause
des dépenses où il vous entraînerait , adopter l'ensemble

de notre projet, vous devriez toujours créer ces fonctionnaires tout à fait indispensables à la régularisation du service sanitaire dans les petites localités, et à une plus égale
répartition des bienfaits de la médecine, comme des
trésors d'une civilisation plus avancée.

Telles sont, messieurs, les observations que nous avons
cru devoir, dans l'intérêt seul de l'humanité, soumettre à
votre jugement éclairé, et surtout à votre philantropie;
ayant eu l'intention, en composant ce mémoire, de parler
plutôt à vos cœurs que de convaincre vos esprits!.. qu'ils
soient nos juges, et surtout nos appuis!... nous en avons
besoin, car nous ne nous dissimulons pas les dangers de la
position que nous nous sommes faite en attaquant avec
autant de force l'ordre actuel des choses, et surtout en
nous élevant avec trop d'indépendance peut-être contre le
malheureux système de centralisation qui égare encore
tant de bons esprits, et qui semble même dominer les hautes sommités de l'administration! Mais ils n'ont pu nous
arrêter un seul instant. Le froid calcul des intérêts n'a pas
assez d'empire sur nous pour étouffer ainsi le cri de notre
conscience. Voir le mal et ne pas le signaler est un effort
de prudence dont nous ne sommes pas capable. Nous avons
cru remplir un devoir en peignant des plus noires cou-
leurs l'affreux réduit où l'on veut à toute force entasser
toutes nos misères et nous nous sommes sacrifiés sans rien
voir au-delà du bien que nous pouvions opérer! Si de misérables considérations de fortune ou d'avenir avaient con-
duit notre plume, nous pourrions trembler sur les conséquences de nos démarches; mais quand on n'attend de ses
efforts ni honneurs ni récompense, et qu'on ne veut obtenir qu'une petite place dans l'estime publique, on marche toujours sans regarder en arrière, ni sans redouter
les tempêtes que les passions humaines peuvent susciter
contre vous : et content d'avoir accompli *le fais ce que dois,*
on répète sans inquiétude : *advienne que pourra.*

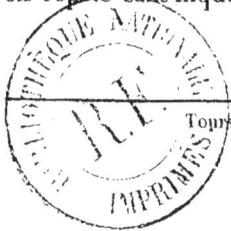

Tours. — Imprimerie de MAME.

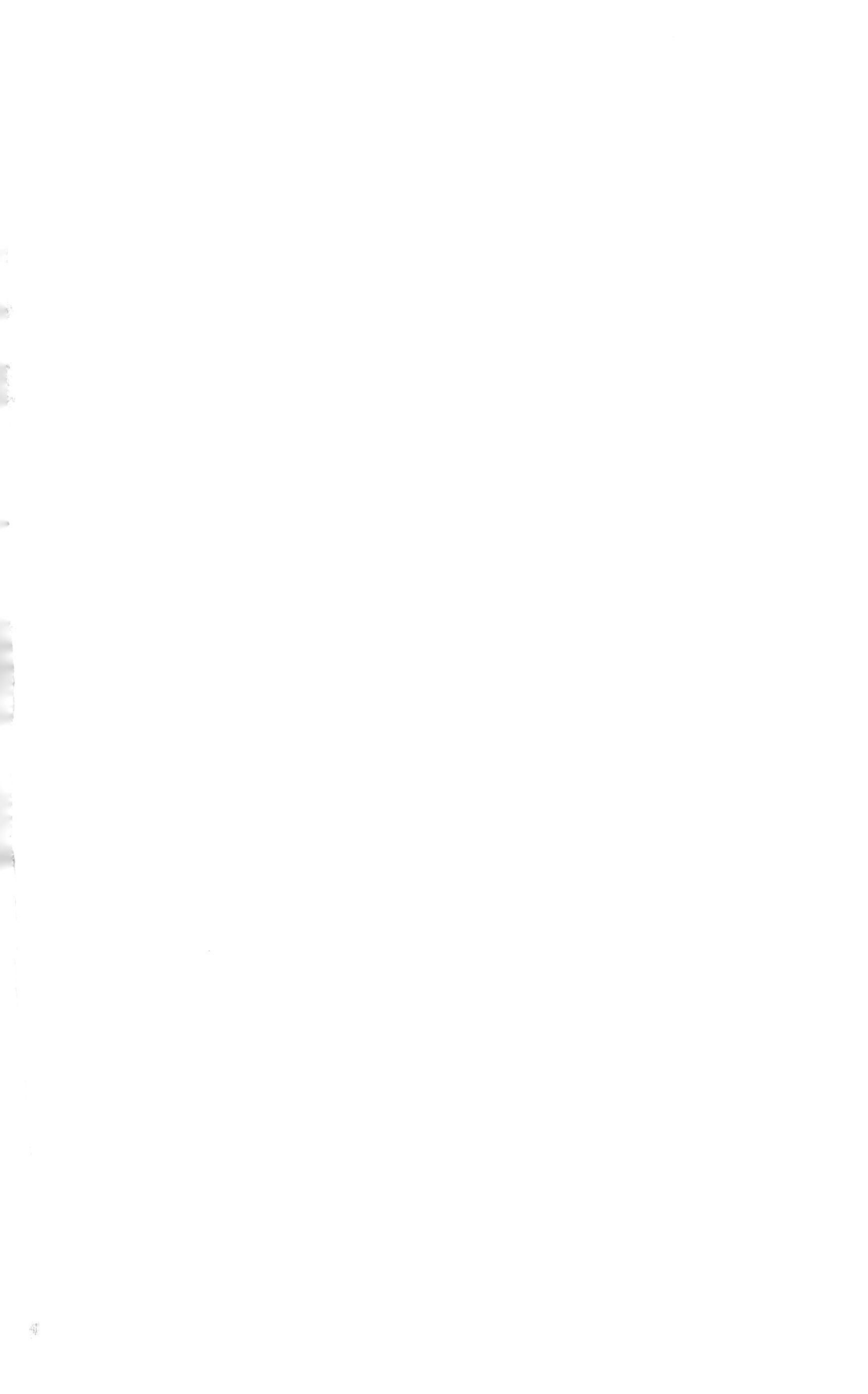